DES

COMPLICATIONS CÉRÉBRALES

DU

RHUMATISME ARTICULAIRE AIGU

TRAITÉES PAR LES BAINS

PAR

Le Dr Paul NOUËT,

Ancien élève externe des hôpitaux de Paris,
Médaille de bronze 1874.

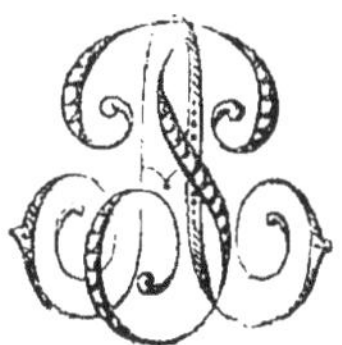

PARIS

A. PARENT, IMPRIMEUR DE LA FACULTÉ DE MÉDECINE

RUE MONSIEUR-LE-PRINCE, 29-31

—

1875

e107

DES
COMPLICATIONS CÉRÉBRALES

DU

RHUMATISME ARTICULAIRE AIGU

TRAITÉES PAR LES BAINS

PAR

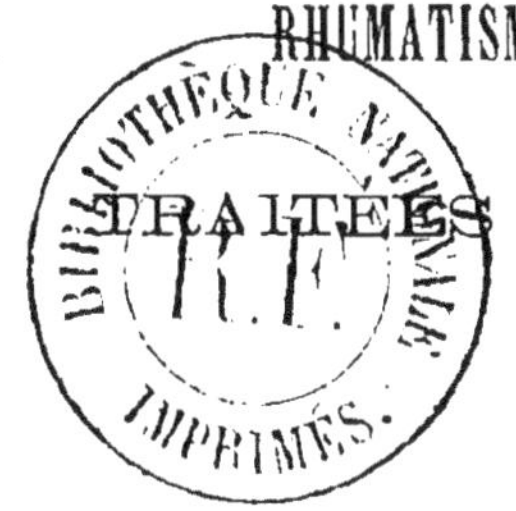

Le Dr Paul NOUËT,

Ancien élève externe des hôpitaux de Paris,
Médaille de bronze 1874.

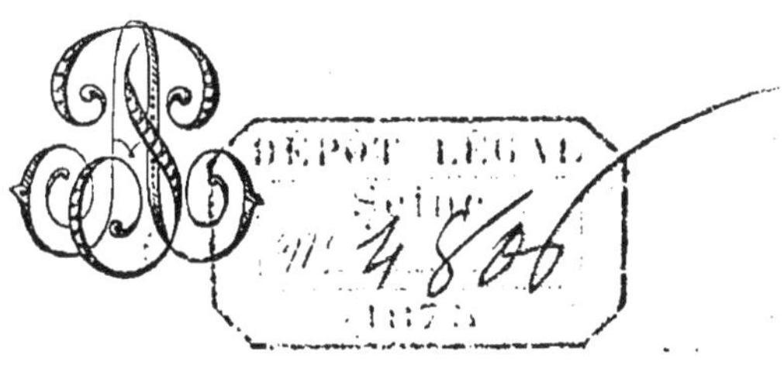

PARIS

A. PARENT, IMPRIMEUR DE LA FACULTÉ DE MÉDECINE

RUE MONSIEUR-LE-PRINCE, 29-31

—

1875

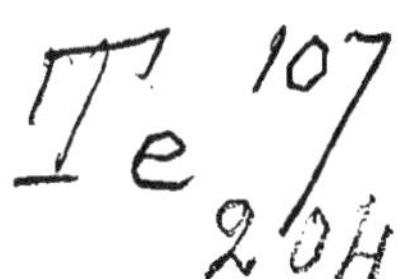

A LA MÉMOIRE

DE MON PÈRE

———

A MA MÈRE

A MES FRÈRES

A MES AMIS

A MES MAITRES

A M. GUBLER

Professeur de thérapeutique médicale à la Faculté de Paris,
Membre de l'Académie de Médecine,
Médecin des hôpitaux,
Chevalier de la Légion d'honneur.

A M. DOLBEAU

Professeur de pathologie externe à la Faculté,
Membre de l'Académie de Médecine,
Chirurgien de l'hôpital Beaujon.

DES

COMPLICATIONS CÉRÉBRALES

DU

RHUMATISME ARTICULAIRE AIGU

TRAITÉES PAR LES BAINS

Une observation de M. Maurice Raynaud, publiée en novembre 1874, dans le Journal de Thérapeutique de mon président de thèse et très-vénéré maître M. le Pr Gubler, a capté l'attention du monde médical. Elle avait pour titre : Application de la méthode des bains froids au traitement du rhumatisme cérébral. Quelque temps après parut une seconde observation de M. Blachez, puis une autre de M. Féréol. Toutes deux avaient trait au même sujet et sont bien connues aujourd'hui par suite des discussions qu'elles ont soulevées à la Société médicale des hôpitaux, et des comptes-rendus qui en ont été faits dans les journaux divers. Nous reviendrons plus tard sur ces faits, nous contentant pour le moment de citer M. Dujardin-Beaumetz comme ayant pris une part très-active aux débats qu'ont suscités ces questions. Ici nous nous proposons de faire connaître les cas recueillis par MM. Wilson Fox, Henry Thompson, le Dr Southey, médecins anglais qui ont été les premiers à mettre les bains à profit pour arrêter la marche fatale que suit trop souvent le rhumatisme articulaire aigu compliqué de symptômes cérébraux. Exposer dans leurs plus minutieux détails les relations de ces docteurs, traduites par nous avec le plus grand soin en collaboration de MM. Brodeur et Derode ; comparer leur méthode à la méthode suivie par les médecins français précités, voilà notre projet. Tirer une conclusion des faits recueillis, voilà notre but.

<hr>

PREMIÈRE PARTIE

Observations anglaises.

Obs, . — E. H. femme de 30 ans, bien bâtie, forte, bien portante, grosse et grasse, dame de confiance dans une famille honnête, sans prédisposition héréditaire au rhumatisme, dont la santé avait toujours été très-bonne, ressentit, trois semaines avant l'apparition de la fièvre, de la douleur dans les poignets, qu'on regarda comme un simple tiraillement et qui disparut au bout d'une semaine par l'application de bandages.

Dimanche, 23 mai 1869, elle se plaignit de douleurs fugaces dans la hanche gauche. Il y avait une fièvre légère. T. 37°,3. Elle garda le lit, prit une dose de calomel et de la poudre de Dower, continua pendant toute la semaine à prendre un mélange d'un scrupule de bicarbonate de potasse et 3 grammes d'acétate d'ammoniaque toutes les quatre heures, les jointures étant enveloppées de coton. Les douleurs furent légères, la fièvre aussi ; la température n'excéda pas 37°,3.

30 mai. La hanche opposée est prise, la température monte à 37°,7. On la porte à l'hôpital Collége.

La température du 30 mai et du 1er juin n'excéda pas 38°,4, mais dans la nuit du 2 au 3, elle s'élevait à 39°.

Le 2. Les deux poignets furent pris, les douleurs des hanches diminuèrent. Quelques signes d'épanchement péricardique se manifestèrent alors par la difficulté où l'on était de percevoir les battements de la pointe du cœur, et une augmentation de la matité précordiale. Le troisième jour ils étaient plus distincts. La pointe du cœur battait dans le quatrième espace intercostal; la matité s'étendait au deuxième cartilage costal; à la base était un frottement râpeux.

Les règles apparurent dans la nuit du 1er juin et cessèrent tout à coup dans la nuit du 2 juin sans cause appréciable.

Le 3. La température continua à s'élever tout le jour sans qu'il y eût de nouvelles jointures envahies, mais l'agitation s'accentuait graduellement. La sueur qui avait été légère pendant toute la maladie ne se modifia pas durant la première partie de ce jour. A partir de ce moment, on n'en a plus tenu compte.

L'élévation de la température fut soudaine et prompte dans les dernières heures de la soirée de ce jour. Ainsi, à dix heures du matin elle était 38°,8 (A). P. 112. R. 28. A 8 h. 30, s., elle était 40°,4 (A). A 11 h. 30, s., T. A. 41°,1 ; à minuit 42°,1.

Le délire commença dans la soirée et à onze heures trente je fus appelé. Je trouvais la malade ainsi : peau chaude, délire violent exigeant parfois deux personnes pour la maintenir ; cris, grande loquacité. Rien de changé au cœur. On ne nota pas le pouls.

Je me déterminai à essayer l'effet d'une large saignée. Elle fut pratiquée à minuit, 25, matin du 4 juin. On retira de 20 à 30 onces de sang, qui fut malheureusement jeté sans examen.

L'effet immédiat de la saignée sur le délire fut remarquable. Il cessa sur-le-champ et la patiente fut calmée pour quelque temps, mais sans connaissance. Bientôt succéda une série de mouvements musculaires irréguliers des bras, des mains et des pieds avec loquacité, grincements de dents, mouvements convulsifs des mâchoires, qui dura quelque temps sans qu'il y eût une élévation remarquable de température.

A 1 h. du matin, 4 juin, demi-heure après la saignée, T. 42°,7. A 1 h. 10, T. 45°,2. La malade fut alors enveloppée dans un drap mouillé pendant un quart d'heure, puis plongée dans un bain à 14°,4 pendant cinq minutes. Après cela la température tomba et se maintint quinze minutes à 42°,4. La patiente fut de nouveau placée dans un bain à 14°,4 pendant quinze minutes. Quand elle en sortit à 2 h. 25 m., la T. A. 40°; T. R. 41°,6. Mais à 2 h. 34, T. R. 41°,3 ; à 2 h. 45, T. R. 40°,7; à 3 h., T. R. 40°.

A 3 h. il y eut une attaque de spasmes cloniques des muscles du bras qui dura quelque minutes seulement. Mais la température continua à tomber jusqu'à 4 h. 20; T. A. 39°,3 à ce moment. A 3 h,

5 0 elle était T. R. 39°,7. A 5 h. elle s'éleva de nouveau T. R. 40°,4 et continua à s'élever jusqu'à 7 h. à 41°,2.

A ce moment la malade fut placée dans un bain à 32°,2 pendant cinq minutes. A 7 h. 20 m., T. R. 40°,5, à 8 h. T. R. 40°. La température commença de nouveau à s'élever et à 10 h. 35 elle était T. R. 40°,8, quand la patiente fut de nouveau placée dans un bain à 32°,2. Neuf minutes après son enlèvement du bain, T. R. 40°,5, mais la température s'élève de nouveau à 40°,8 en vingt minutes et se maintient à ce chiffre pendant une heure, pour monter à 41°, et, deux heures après la sortie du bain, elle était 41°,3 (midi, 45).

La malade fut de nouveau gardée dix-huit minutes dans un bain à 32°,2 et pendant ce temps des signes de syncope apparurent. Cinq minutes après qu'elle fut retirée du bain, la température rectale était 41° et elle tomba en une heure à 40°,4. Elle commença encore à monter et pendant une autre heure le thermomètre se tint à 41°,3 (3 h. 45 s.).

La malade fut encore placée pendant vingt minutes dans un bain à 24°,4. Cinq minutes après son enlèvement du bain, la température rectale était 40°,4 et elle continua à baisser pendant une heure vingt (5 h. 30 s.) à 39°,7. Puis elle monta de nouveau et dans trois heures, à 8 h. 30, s., elle avait atteint 41°,3.

Nouveau bain à 24°,4 pendant quarante-cinq minutes. Tant que la malade y fut plongée, la température tomba graduellement à 39°,5 et continua à diminuer pendant soixante-dix minutes après la sortie du bain, jusqu'à ce qu'elle eût atteint 38°,7. Elle remonta ensuite, mais cette fois elle mit beaucoup plus de temps à s'accroître, la température 41°,1 étant atteinte seulement après 4 h. ou à 2 h. 45 m. (5 juin.). Et l'effet du bain fut de maintenir pendant quatre heures la température au-dessous de 40°, y compris le temps qu'elle fut au-dessous et celui dans lequel elle les dépassa.

A 2 h. 45, bain à 32°,2, durée dix minutes, parce qu'il fallait agir avec prudence dans l'état d'épuisement de la malade.

L'effet de ce bain peu prolongé fut à peine marqué. La température tomba durant une heure à 40°,2 et alors elle haussa graduellement pendant deux heures vingt-cinq, quand à 5 h. 10 m. elle atteignit de nouveau 41°,2. Une immersion subséquente de quarante minutes abaissa la température A. à 38°,8 et 39°,6 dans le rectum et elle ne s'éleva plus au delà de 40°,5.

L'épuisement de la malade était extrême, mais, comme le thermomètre montrait encore après deux heures une tendance à s'élever, la patiente fut placée dans un bain à 33°,3 afin d'être mainte-
nue à une température un peu au-dessous de l'état d'une per-
sonne en santé. Elle fut tenue une heure et demie dans ce bain.
L'effet de celui-ci fut d'abaisser la température à 40°,2 et de la
maintenir à un degré uniforme pendant une heure, sans augmentation ni diminution dans la suite.

La patiente continua pourtant à s'affaisser, et, comme la mort
approchait évidemment, elle fut enlevée du bain à midi quinze.
Elle mourut à midi trente, ou trente-six heures après le début du
traitement.

Mentionnons qu'une diarrhée colliquative, d'une odeur extrême-
ment fétide, avec météorisme de l'abdomen, commença bientôt après
la saignée et continua sans interruption jusquà la fin de la vie. Les
selles et l'urine coulaient involontairement. Mais la patiente était
capable d'avaler, et du brandy, du beef-tea, de la mixture de quinine lui furent donnés à des intervalles fréquents. De même on
lui fit prendre quelques doses de teinture d'opium (3 gouttes) et
d'esprit composé de lavande (6 gr.). Il était évident cependant que
la diminution de température était due aux bains seuls et non aux
remèdes employés.

Une heure dix après la mort, la température du corps, soit rectale, soit axillaire (ceci n'a pas été noté) était 37°,4 dans une
chambre à 20°. L'autopsie fut malheureusement impossible, mais
le dernier jour de la vie, le Dr Squaray appela mon attention sur
le fait que la percussion de la région précordiale ne révélait plus
rien d'anormal et je l'ai confirmé.

Obs. II. — Mme Brophy B..., âgée de 49 ans, mariée, sans en-
fants, fut admise à l'Université Collége Hôpital, le 5 juin 1871. Elle
était malade depuis douze mois. Depuis son entrée, elle avait été
mieux. Elle n'offrait aucun antécédent héréditaire, mais une de ses
tantes était morte de rhumatisme aigu. La seule maladie qu'elle
eût eue auparavant était une maladie du foie, il y a quinze ans.
Elle était hystérique et avait des palpitations. Les règles étaient
supprimées depuis un an. La maladie qui nous occupe, sa première attaque de rhumatisme aigu, commença dans la nuit du
27 mai par une douleur dans la main droite. Quelques jours avant

elle avait ressenti des douleurs dans les pieds, mais ne s'en était pas beaucoup aperçue.

Le 29, c'est-à-dire deux jours plus tard, elle eut un frisson qui se répéta plusieurs jours de suite. Après ceci les genoux et les chevilles du pied furent affectés. Elle ne sut à quoi attribuer sa maladie ; elle n'eut ni toux, ni palpitations, ni douleur dans la poitrine; elle ne ne transpira pas.

A son entrée, le septième jour après le premier frisson ou le neuvième de la maladie, la patiente parut affaissée. La peau avait une teinte terreuse ; la langue était chargée et tremblante ; les jointures des extrémités étaient toutes très-douloureuses. Il y avait un frottement cardiaque : la pointe était dans le quatrième espace, 1|4 de pouce en dehors du mamelon ; point de matité, région précordiale souple. Le premier bruit au sommet était voilé, mais il n'y avait aucun murmure distinct. La patiente transpirait librement. Elle fut soumise au traitement du perchlorure de fer introduit par mon ami et collègue le Dr Reynolds. On lui donna 1 gr. 50 toutes les quatre heures et les jointures furent enveloppées de ouate.

Le 9 juin, treizième jour de la maladie, l'état de la patiente fut le même. Elle transpira copieusement. La langue était chargée; frottement cardiaque, matité s'étendant au troisième cartilage, phénomène nouveau ; jointures supérieures plus sensibles que les inférieures.

Au matin du 10 juin, quatrième jour de la maladie, il y eut un changement, mais la malade présentait encore l'apparence des cas ordinaires de rhumatisme aigu avec un degré marqué de faiblesse. Jusqu'alors la fièvre mesurée au thermomètre avait été très-modérée. Le jour de l'admission la température était 39°,3 au soir, et n'atteignit ce degré qu'une seule fois ensuite, ce fut le 9 juin au soir. Deux fois le matin elle fut 37°,3 et 37°,5.

Le matin du 10 la température fut prise, mais par quelque accident qu'on ne peut expliquer elle fut trouvée plus élevée qu'auparavant. Je fus assuré cependant par mon excellent chef de clinique M. Benham qui la prit et par mon plus remarquable assistant M. Bindley, présent à ce moment, que la température axillaire n'excéda pas 38°,8. La malade était dans un état de prostration croissante ; elle transpirait librement; il n'y avait pas d'autre changement dans son état général.

A 3 h. de l'après-midi du même jour (quatorzième de la maladie,

cinquième depuis l'admission, douzième depuis le premier frisson),
la température était à 40°. A 5 h. 30, s., T. A. 40°,8. On m'appela et j'arrivai à l'hôpital à 6 h. La température à ce moment était 41°,3, A. Elle s'était élevée de 2°,2 depuis neuf heures du matin ou dans l'espace de neuf heures. A ce moment les jointures étaient complètement indolores. Elle avait sa connaissance, mais parlait difficilement et en articulant très-lentement. Par ailleurs ses manières étaient naturelles. Elle se plaignit seulement d'être faible. La figure était pourpre sombre ; les yeux hagards, la conjonctive très-injectée ; il y avait un mucus épais à l'angle interne de l'œil. La langue était tremblante, de même les mains. Elle était couchée les yeux fermés, souspirait profondément de temps en temps, particulièrement quand on lui parlait. Le pouls battait 112, la respiration était de 44 à la minute. La pointe du cœur était immédiatement sous le mamelon dans le quatrième espace intercostal. La matité s'étendait au troisième cartilage costal gauche ; frottement accentué à la base ; murmure court, mais fort à la pointe à gauche.

Ayant vu dans un cas de rhumatisme aigu, où la température s'était élevée rapidement de 38°,7 à 40°,2, cette même température tomber rapidement de 2° dans l'espace de deux heures et sans aucune exacerbation ultérieure par la simple administration d'un scrupule de quinine, je donnai alors à la malade un scrupule de quinine en poudre suspendu dans un mucilage et cette dose fut répétée toutes les demi-heures jusqu'à neuf heures et demie du soir. Quand la patiente eut pris en tout 120 grains de quinine, la dernière dose fut vomie.

De 6 h., s. à 7 h. 35, s., la température varia de 41°,4 à 41°,2. Pouls variant de 108 à 112 ; R. de 38 à 44 par minute. A 7 h. 50 s., la température s'étant élevée à 41°,5, le pouls à 120, la respiration à 40°, étant obligé de quitter l'hôpital j'ai prié mon assistant M. Bludley, dans le cas où la température monterait à 41°,6, de placer la patiente dans un bain à 35°,5, me proposant d'arriver par ce moyen à abaisser la température. Il y eut quelque retard dans l'apprêt du bain et dans ce temps-là la température atteignit rapidement 41°,6 à 8 h. du soir et 42°,4, à 9 h. 15, quand la malade devint complètement inconsciente. La température était 42°,7 quand la patiente fut placée dans le bain à 35°. A ce moment je viens et je crus que la malade était perdue. Elle est complètement inconsciente, le pouls est imperceptible ; la face cyanosée ; les respirations sont irrégulières, difficiles, stertoreuses, comme à l'approche de la mort.

A 9 h. 55 s., T. R. 41°,1. On me demanda s'il fallait retirer la malade du bain avant sa mort ; mais la température augmentant encore je me résolus à faire un vigoureux effort pour la réduire. Je fais venir de la glace. Un large morceau est placé sur la poitrine, un autre sur l'abdomen ; un sac de glace est placé le long de la colonne vertébrale, et, pendant que deux assistants enlèvent l'eau chaude du bain, deux autres y jettent de l'eau glacée aussi rapidement que les seaux peuvent être remplis.

A 10 h. ou dans l'espace de quinze minutes, la température rectale était tombée à 42°,6 ; cinq minutes plus tard à 42°,4 (la moyenne de la température du bain étant alors 19°). A 10 h. 20, la température rectale était tombée à 41°,9, et à 10 h. 25 à 41°,2. Le pouls était maintenant devenu perceptible (140 par minute) et la patiente montrait quelques signes de connaissance. Du brandy fut librement donné.

A 10 h. 35 ou dans la demi-heure de temps pendant laquelle la glace fut d'abord appliquée, la température du rectum était tombée à 39°,7 et la patiente fut enlevée du bain (température du bain 17°). Le sac de glace fut enlevé de dessus la colonne vertébrale. A 10 h. 55 m., T. R. 38°,1. La patiente peut parler et a une certaine connaissance imparfaite. La lividité de la face et l'égarement des yeux avaient disparu ; mais des contractures s'emparaient à ce moment des muscles des lèvres et du cou, sans atteindre les membres.

A 11 h. 5 s., T. R. 37°,5. Comme la déglutition était difficile, un lavement de brandy fut administré. La malade prit 6 onces de brandy de 10 h. 10 à 11 h. 10. A 11 h. 25, la température dans le vagin était 36°,3. La température était donc tombée de 3°,3 dans l'espace de cinquante minutes après qu'elle fut enlevée du bain quand sa température était 39°,7 et la diminution totale depuis la première application de glace était de 6°,6 ou dans une heure et demie durant lequel temps, elle n'avait été exposée en réalité qu'une demi-heure à l'influence du froid.

A 11 h. 40, ou vingt minutes après, la température étant encore 36°,3 (V.), et la malade présentant des signes de collapsus menaçant, avec un pouls à peine perceptible, je pensai qu'il était bon de la garder contre toute autre diminution de température. Des bouteilles d'eau chaude furent appliquées aux pieds, et un sac d'eau chaude fut appliqué sur le dos. En vingt minutes la température monta à 36°,7 (V.) ; le pouls devint perceptible (130) ; R. 42 par minute.

A 1 h. 15 du matin, 11 juin ou dans l'espace de une heure vingt, la température s'était élevée à 37°,4 ; P. 118 ; R. 32. Elle avait été à peu près en connaissance, et elle sommeillá tranquillement, quoiqu'un peu de strabisme se manifestât à ce moment.

De 1 h. 15 du matin à 3 h. 30, la température s'éleva de nouveau lentement à 38°,7 ; la connaissance parut renaître. (Plus tard, il fut prouvé que la malade ne se rappelait rien depuis la première dose de quinine. Quelques jours après, elle demanda si elle n'avait pas été bien malade.) La patiente prit librement du brandy et parla. P. 112 ; R. 40.

De 3 h. 30 à 7 h. 35, une augmentation graduelle de température continua.

A 7 h. 35, T. 40°2.

A 7 h. 40, nouveau bain à 17°7. Cinq minutes après l'immersion, la température vaginale est 40°5. Elle commença alors à baisser et, après vingt minutes, T. V. 39°9. La malade est retirée du bain (T. du bain, 18°). La diminution continua pendant quarante miuutes jusqu'à 37°4 ; dans cette deuxième application de froid il y eut une réduction de température de 2°.

A 8 h. 30, pendant que la température était 37°7, il y eut un fort frisson qui se répéta plusieurs fois. Des bouteilles chaudes furent appliquées ; mais en dépit de cela, la diminution de la température dura dix minutes de plus jusqu'à 8 h. 40. La surdité causée par la quinine, ingérée la veille, était maintenant distincte, et dura quarante-huit heures. Pendant la nuit, la patiente prit, soit par gorgées, soit par lavements, 20 onces de brandy. La température, baissée après le frisson, de 37°4, s'éleva graduellement à 37°7 et ne dépassa pas 38°8 dans les trente-six heures suivantes. Durant cette période, le pouls et la respiration furent en moyenne P. 96, R. 30. Elle transpirait librement, était en pleine connaissance, eut une selle naturelle, rendit de l'urine acide de 1014 de densité, dormit tranquillement. Du brandy fut donné, suivant la force du pouls dans les doses variables de 6 grammes à 15 grammes chaque heure.

La toux se montra ici avec une expectoration purulente. Les poumons étaient pourtant résonnants à la percussion, mais le jour suivant des râles sibilants et humides y étaient généralisés. Le frottement cardiaque et le murmure de la pointe furent sans chan-

gement, et il n'y eut aucune extension de la matité précordiale.
Les genoux redevinrent un peu sensibles ; la langue était chargée,
mais la malade prit en abondance du lait, du beef-tea, des œufs.
De l'eau de chaux lui fut donnée dans le lait, et pendant ce temps,
c'est-à-dire 3 heures, soir. Le 12 juin, on trente heures après la
dernièce diminution de température, septième jour de l'admission,
deuxième du traitement ; le pouls devenant faible et augmentant
de fréquence à 120°, la quinine fut de nouveau donnée à dose de
5 grains toutes les quatre heures.

A 8 h. 50, 12 juin, la température monta encore à 38°9. Dans
trente minutes, elle était à 39°. Pour arrêter les progrès, un sac de
glace est appliqué snr l'épine dorsnle, et en trente-cinq minutes,
la température tombe à 38°6 ; dans trois heures, à 38°3 , quand le
sac de glace est enlevé. Elle baissa de 0°2 dans le quart d'heure
suivant, et alors elle s'éleva de nouvéau lentement avec des oscillations moindres dans l'espace de cinq heures à 39°1, quand le sac
de glace fut réappliqué pour trois heures, produisant pendant cette
période une réduction de 0°5. Le sac de glace fut alors enlevé, et
une augmentation lente de la température s'ensuivit pendant trois
heures et demie jusqu'à 38°8, quand le sac de glace fut réappliqué.
Maintenant sôn effet fut moins marqué. La temperature diminua
dans trois heures de 0°1 et resta au-dessous de 38°8 pendant trois
autres heures ; mais quoique le sac de glace fût continuellement
appliqué, elle monta à 39° et demeura presque à cette hauteur pendant les trois heures suivantes. Alors elle diminua de 0°1 et oscilla
entre 38°3 et 38°8 pendant huit heures. Lorsque la température
fut 38°6, le sac de glace fut enleve de l'épine dorsale après qu'il
eut été appliqué dix-huit heures consécutives.

Dnrant cette période, à savoir trois jours après que la plus
haute température avait été atteinte, des râles humides apparurent
dans les deux poumons, mais ils avaient été précédés de râles sibilants secs. Il y avait une expectoration abondante de muco-pus :
la langue était recouverte d'un enduit mousseux. Le pouls avait
repris de la force, variant de 100 à 104 : la respiration variant de
26 à 30. La surdité disparut au commencement du quatrième jour,
quoique la malade prît encore de la quinine à dose de 5 grains
toutes les quatre heures. La matité cardiaque se maintint au niveau du troisième cartilage costal : le frottement continua ainsi que
le murmure à la pointe. La région précordiale était très-sensible.
La malade avait pris chaque jour, durant les deux derniers jours,

18 onces de brandy, 16 onces de beef-tea, 4 pintes de lait (3 litres et demi) et 7 œufs.

Le quatrième jour de ce traitement, seizième de la maladie, il y avait un peu de matité à la base du poumon droit : à gauche il y avait des râles humides fins et gros disséminés ; à droite, dans la région mate, respiration soufflante, et râles humides, limités à la partie mate. La température de ce jour (14 juin) varia de 37°8 à 39°3. Quand la température était à 37°8, le sac de glace fut appliqué pendant une heure et demie sur l'épine dorsale, et on ne constata aucun abaissement de température. En effet, celle-ci s'éleva à 38°9 pendant l'application. Mais les trois heures suivantes elle retomba à 38°5, après quoi elle remonta dans l'intervalle de onze heures à 39°5 (juin 15, dix-neuvième jour de la maladie, cinquième du traitement).

A ce moment, le sac de glace fut réappliqué pendant six heures, temps pendant lequel la température tomba de 39°3 à 38°5. Une grande amélioration se manifesta dans les forces de la patiente. Elle pouvait se tourner dans le lit sans aide. Le pouls était 96, dicrote, ample. La matité pulmonaire, constatée vingt-quatre heures avant à la base, n'existait plus, quoique des râles humides, abondants, persistassent aux deux bases. Le frottement cardiaque continua, mais le murmure de la pointe avait disparu. Elle avait eu des selles naturelles. Pendant les dernières vingt-quatre heures, elle avait pris 18 onces de brandy, 12 onces de beef-tea et 7 œufs. La ration de brandy fut ici réduite à 12 onces dans vingt-quatre heures.

Pendant les vingt-quatre heures suivantes, il n'y eut aucune application de froid. La température oscilla entre 38° et 39°2. Le pouls se maintint à peu près à 96 et la respiration à 24.

Le 16 (vingtième jour de la maladie, sixième du traitement), les forces étaient améliorées : la langue était chargée, mais la malade avait pris en plus de ses 12 onces de brandy, du beef-tea, 3 litres de lait et 7 œufs, dans les vingt-quatre heures précédentes, et elle était allée naturellement à la selle. Il n'y avait plus de matité pulmonaire : les râles humides avaient diminué. Le pouls à 96, était petit, mais très-soutenu et sans dicrotisme ; le frottement cardiaque avait diminué ; le murmure à la pointe était à peine perceptible. La malade avait rendu 72 onces d'urine acide. La quinine fut alors réduite à 1 grain toutes les trois heures.

Le 17 (vingt et unième jour de la maladie, septième du traitement) la température tomba à 36°9. Le jour suivant, elle ne s'éleva pas au-delà de 37°3; puis elle demeura normale, quoique ayant baissé le 22 à 36°6.

Le 18. Quoiqu'il n'y eût qu'une semaine écoulée depuis la température excessive, la patiente put s'asseoir sur le lit et manger une sole bouillie à dîner. Les râles pulmonaires avaient disparu.

Le 22 (ouzième jour après l'hyperesthésie, vingt-sixième de la maladie) les bruits du cœur étaient redevenus naturels; il n'y avait plus qu'un frottement très-doux à la base, qui disparut au bout de deux jours. La pointe avait repris sa position naturelle; la matité descendait du bord inférieur du troisième espace.

A dater de ce moment, quoique la malade demeurât faible encore pour quelques jours, il y eut une amélioration non interrompue, si ce n'est le 1ᵉʳ juillet (trente-quatrième jour) où la température était 37°7 au matin. Le soir elle retomba à 37°, et il n'y eut plus de changement. La malade commença à se lever, à marcher autour de la salle et fut envoyée à Eastbourne le 10 juillet (trentième jour après l'hyperthermie, quarante-quatrième de la maladie).

Observation III. — Allen Caley, âgé de 36 ans, admis à l'Université Collége Hôpital, 6 juin 1871, était cocher, avait bien vécu; n'avait pas l'habitude de boire. Il avait eu la blennorrhagie, mais pas de chancres. Pas de maladie antécédente, pas de prédisposition héréditaire. L'attaque dont on va parler, sa première par conséquent, se montra le 26 mai. Il eut alors des douleurs dans le dos et les jointures, transpira abondamment et eut un frisson pendant plusieurs jours consécutifs. Il eut pourtant la force d'aller à la consultation de l'hôpital Saint-Mary, pendant toute la semaine qui précéda son admission à l'Université Collége Hôpital, le onzième jour de la maladie.

L'observation de sa maladie fut commencée le 7 juin, quand on entendit un frottement cardiaque. Le jour suivant, treizième de la maladie, il avait des douleurs dans les coudes et les mains des deux côtés, dans l'épaule droite, les genoux et les chevilles gauches. Il transpirait abondamment, la langue était chargée. La pointe du cœur était dans le quatrième espace intercostal, un demi-pouce en dehors du mamelon, et la matité précordiale s'étendait au bord inférieur du deuxième cartilage gauche. Ce jour, le malade commença à tousser et à rendre des crachats muqueux, sanguinolents. Le poumon droit était entièrement mat, et la respiration soufflante de ce côté.

Le 7 juin, quatorzième jour de la maladie, troisième de l'admission, le poumon gauche fut aussi affecté. Respiration soufflante et crépitation fine des deux côtés. Le patient était très-prostré et transpirait abondamment. Les articulations affectées d'abord étaient mieux, mais le genou droit était maintenant douloureux. L'urine avait été sans albumine, très-colorée, acide de 1,021 à 1,025 de densité.

La température, depuis son admission jusqu'au 12 juin, dix-septième jour de la maladie, varia de 38o8 à 40o2. Elle atteignit ce dernier degré le soir du 8 juin, quand le malade commença à tousser, lorsqu'on pouvait présumer que la pneumonie se déclarait. Il n'y avait aucune variation dans le rapport du pouls à la respiration (P. 90, R. 27; P. 100, R. 26), précédemment observés jusqu'au matin suivant, quand le pouls devint 104, R. 40. Pourtant la température se maintint deux jours à 40o2. Le matin suivant, elle était seulement de 39o3 et elle ne s'éleva pas au-dessus de 39o4 que le soir du 12 juin.

Le matin du 12 juin, dix-septième jour de la maladie, sixième depuis l'entrée à l'hôpital, il n'y eut aucun changement matériel dans son état. Le matin, la température était 38o8. P. 104., R; 38. A 8 heures du soir de ce jour, il eut du délire. A 9 heures, la température était 49o7; à 9 heures 5, 40o9; à 10 heures, 41o. On lui donna 1 gramme 50 de quinine en poudre en une seule dose. Aucune nouvelle augmentation de température ne se montra pendant 2 heures 20, mais de 11 heures 10 à minuit, elle augmente de 40o9 à 41o3, et une heure plus tard, elle fut à 41o6. Pendant les quatre dernières heures, le patient avait été plus ou moins constamment dans le délire, quoique capable d'être rappelé à lui et de répondre quand on lui parlait. Il donna l'adresse d'un de ses amis et la rectifia, l'ayant donnée fausse. Il ne paraissait pas souffrir. Quoiqu'il eût beaucoup transpiré les jours précédents, la peau était sèche, la face vultueuse, livide, quoique moins cyanosée que dans le cas précédent. Les yeux étaient hagards, injectés. Les ailes du nez s'écartaient à chaque inspiration. Le pouls était bondissant, irrégulier, mais non intermittent. P. 100 à 108, R. 44 à 46. langue sèche, noire.

A 2 heures du matin, 13 juin, la température étant 41o6, il fut placé dans un bain à 31o7 qui se refroidit graduellement à 30o en

Nouët.   2 vingt-cinq minutes, Le malade y fut gardé vingt-cinq minutes. Pendant ce temps, la température dans le rectum diminua de 41°7 à 39°5. Le pouls était tombé à 86. Il eut une garde-robe dans le bain. Il recouvra sa connaissance pendant le bain. Le pouls devint plein et incompressible, la dyspnée diminua.

A 2 heures 33, dix minutes après l'enlèvement du bain, T. R. 37°3, P. 104, R. 36. Quinze minutes après, T. 36°6, P. 80, R. 20 ; le malade était tranquille et en pleine connaissance. Des bouteilles chaudes furent alors appliquées aux pieds et au dos. Dans les trois heures écoulées, 3 onces de brandy furent données. Dix-huit minutes plus tard, en dépit de la chaleur externe, la température buccale était 36°6. Il dormit alors pendant une heure et demie; la température atteignit 37°6, les bouteilles chaudes furent supprimées, A ce moment, l'état du cœur fut trouvé le même que le huitième et le neuvième jour : P. 100, plein, régulier, fort ; R. 32. On n'examina pas les poumons en arrière dans la crainte de fatiguer le malade. Il n'y avait pas de transpiration.

Durant les deux heures suivantes, la température monta graduellement à 38°8. Un sac de glace fut appliqué le long du dos, mais il ne produisit que peu d'effet sur la température qui oscilla malgré cela entre 38°4 et 39° pendant trois heures. Pourtant elle s'abaissa à 38° et le sac de glace fut enlevé.

A 10 heures du matin du 13 juin, septième jour de l'admission, dix-huitième de la maladie, le malade avait dormi presque continuellement trois heures dans la matinée, P. 82, bondissant, R. 36; langue humide avec un enduit blanchâtre. Le patient était assourdi par la quinine qui lui avait été donnée l'après-midi précédente. De dix heures à onze heures quarante, la température s'éleva de 38°2 à 39°1. Le sac de glace fut réappliqué, mais il n'y eut aucune diminution de température pendant plus de six heures, quand à 6 heures 15, soir, elle tomba à 38°2. P. 84, R. 32.

Les intestins étaient libres, le patient avait sa connaissance, ne souffrait pas, quoique très-abattu. (On a oublié de noter quand le sac de glace fut enlevé.) Une heure après la dernière diminution de température, il y avait une augmentation 0°8, T. 39. Le sac de glace fut de nouveau appliqué sur le dos pendant quatorze heures, de sept heures soir à neuf heures matin du 14 juin. Pendant tout ce temps, la température oscilla entre 38°7 et 39°3 sans descendre au-dessous de 38°7, mais dépassant un peu 39°3.

A 9 heures soir, 14 juin, trente-deux heures après l'inauguration

du traitement, dix-neuvième jour de la maladie, la pointe du cœur
ne pouvait être découverte, et la matité s'élevait à la première côte.
Il y avait un frottement intense à la base et un double murmure
très-fort à la pointe, dont la nature exo ou endocardique était douteuse. Les bruits du cœur étaient excessivement irréguliers, encore
plus que le pouls. Le malade toussa beaucoup, expectora des crachats rouillés. Les deux bases des poumons étaient mates : la matité ne s'élevait pas au-delà des bases. Il y avait un souffle faible
aux deux bases avec frottement pleural. La langue était recouverte
d'un enduit crèmeux, le patient était tremblant, le pouls était faible, variant de 100 à 84, R. 36. Depuis le soir précédent, le patient
avait pris 30 grains de quinine aux doses de 10 grains toutes les
quatre heures, 40 grammes de brandy toutes les demi-heures et
du beef-tea, du lait à profusion. Il avait rendu une grande quantité d'urine pâle, acide, non albumineuse, ni sucrée, d'odeur particulière, comme celle des diabétiques ; densité 1,008. La quinine
fut suspendue momentanément, le brandy fut continué : 40 grammes toutes les demi-heures.

Durant ce jour, dix-neuvième de la maladie, la température varia de 38°6 à 39°3 entre dix heures matin et quatre heures soir. Le
pouls varia de 80 à 82 ; il était très-dicrote ; R. 30 à 44. A 4 heures soir, le sac de glace fut réappliqué quand la température était
39°2 et fut maintenu pendant trois heures quarante-cinq, lorsque
la température fut à 37°8. A huit heures trente, soir du même
jour, j'ai trouvé la matité cardiaque s'étendant à la clavicule. La
pointe du cœur ne pouvait plus être sentie : les bruits étaient excessivement irréguliers et confus. Un frottement fort s'entendait
dans toute la région précordiale, et on pouvait y percevoir un fort
frémissement. Le pouls offrait un dicrotisme accentué. Le malade
était très-prostré et tremblant. Sa langue était très-chargée, mais
son attitude était calme, naturelle. Il eut un léger retour des douleurs dans les jointures, mais la transpiration n'avait pas reparu
depuis le 12 juin, c'est-à-dire depuis quarante-huit heures. On lui
mit sur le cœur un vésicatoire de deux pouces carrés.

De huit heures trente à onze heures soir, la température resta
au-dessous de 38°8, puis dans quatre heures de temps, elle monta
à 39°7. Le sac de glace fut appliqué sur le dos pendant cinq heures
et demie. Aucun effet appréciable ne s'en suivit pendant les trois
premières heures, mais après elle tomba à 39°2 et le sac de glace
fut enlevé. La température augmenta de nouveau pendant une

heure et demie jusqu'à 39°6 et resta à ce niveau tout le jour, descendant pourtant à deux moments du jour (quatre heures et neuf neures soir), à 39°3.

On n'a pas noté si le sac de glace fut appliqué depuis 9 heures soir, mais on le signale à quatre heures matin, et je crois qu'il fut continuellement employé.

Le 15 juin, vingtième jour de la maladie, troisième du traitement, la prostration du malade était extrême, mais à un certain moment, une légère transpiration apparut. Les intestins fonctionnaient régulièrement : les selles étaient demi-moulées. Le brandy fut donné à dose variable depuis 10 grammes jusqu'à 15 grammes toutes les demi-heures. Le pouls très-dicrote varia de 100 à 90, R. 36 à 32.

La nuit du 15 juin, soixante-douze heures depuis le traitement, la température se maintint à 39°6 pendant trois heures, et quoique pendant ces trois heures et plus tard encore le sac de glace fût continuellement appliqué à l'épine, la température s'éleva jusqu'à 40°4 à 4 heures 49 matin.

Le 16 du mois, le patient fut placé dans un bain à 35°5 à 4 heures 49 du matin. On l'y maintint trois quarts d'heure et l'on abaissa la température du bain de 35°5 à 22°2. Celle du malade baissa de 40°5 à 39°,2 et après son enlèvement du bain elle continua à décroître à tel point qu'une heure plus tard elle était à 37°1. Mais dans les deux heures suivantes elle augmenta graduellement jusqu'à 39°1, quand le sac de glace fut réappliqué. Néanmoins le thermomètre monta jusqu'à 40°1 à 10 heures matin. A la sortie du bain précédent, quand la température était tombée à 37°1, on aperçut une légère transpiration. Il avait pris dans les dernières vingt-quatre heures 28 onces de brandy, 3 litres de lait, 2 litres de beef-tea, 7 œufs et 3 bouteilles de limonade. La langue était beaucoup plus nette, le pouls bondissant, dicrote, avait augmenté de 84 à 120, R. 38 à 44. La quinine fut réduite aux doses de 2 grains chaque heure.

Le 16. Quatrième jour du traitement, dixième de l'entrée, vingt et unième de la maladie, quand la température s'était élevée à 40°1, il fut de nouveau mis dans un bain à 35° (10 heures. M.) et y demeura quarante-cinq minutes, pendant que la température du bain était graduellement abaissée à 30°. Dans le bain, la température rectale diminua de 1°, et dans la demi-heure suivante elle était 38° (B.), quand elle se mit à remonter lentemen

Voyant que la température menaçait de nouveau de s'élever, et désirant la comprimer, ayant trouvé que la dernière fois le sac de glace, placé sur le dos, n'avait pas produit d'effet, j'ordonnai d'envelopper le malade dans un drap humide, à la température de 15° environ; température de la salle, 17°. Il fut maintenu deux heures dans ce drap, mais en dépit de cela, le thermomètre monta à 39°1; on n'avait observé qu'un abaissement insignifiant dans la première demi-heure. Dans les huit heures précédentes, le malade avait pris 10 grains de quinine. La langue était plus chargée. Le pouls dicrote, très-irrégulier, était à 120. Dans une heure et demie après son enlèvement du drap, la température augmenta de nouveau de 1°, savoir 40°2. Le patient fut alors placé dans un bain à 38°3 et y resta trois heures, de trois heures vingt à six heures vingt, soir. Durant les premières vingt minutes, on rafraîchit graduellement le bain à 30°, jusqu'à ce que la température du malade commença à diminuer. Le bain fut alors chauffé pendant l'heure suivante jusqu'à 36°6. A un certain moment, la température fut 37°7, mais elle était de nouveau tombée à 36°1, lorsque le malade en fut tiré.

L'effet de ce bain sur le malade fut le suivant : Durant le premier quart d'heure d'immersion, la T. R. s'élevant, atteignit 40°6. Elle descendit alors graduellement pendant deux heures à 37°8, tandis que le bain était réchauffé à 36°6, puis durant l'heure suivante elle arrivait à 39°, quand le patient fut retiré, parce qu'il se plaignait d'épuisement, de courte haleine et de douleur dans le côté droit. Le pouls, dans ce temps, varia de 100 à 120 ; il était bondissant et dicrote. La respiration était 42 à 44. Après qu'il eut été une heure dans le bain, tandis que la température de l'eau était 32°, celle du malade 38°2, il se manifesta un léger frisson qui ne se répéta pas. Il prit du brandy et de la nourriture comme d'habitude pendant qu'il était dans le bain, et il prit 1 once de brandy quand on le recoucha.

Le 16. Quatrième jour du traitement, un peu d'œdème des mains fut constaté; cet œdème augmenta beaucoup ultérieurement. Le malade alors eut un peu de sommeil tranquille, mais la température s'étant encore élevée, le sac de glace fut réappliqué pour deux heures pendant lesquelles la température monta de nouveau à 40°, puis s'abaissa à 39°6. Un grand accroissement de la matité cardiaque fut constaté à ce moment. Elle occupait tout le côté gauche du sommet à la base. L'extrême faiblesse du malade empêcha tout examen des poumons par derrière. La respiration était supprimée dans l'aire de la matité. A l'angle acromial et au-dessus de l'aisselle seulement on pouvait entendre une légère respiration : là il y avait un souffle doux.

Deux heures plus tard, le malade fut de nouveau mis dans un bain pour cinquante minutes. La température du bain étant de 37°7, fut amenée graduellement à 25°. Celle du malade baissa de 40°3 à 38°8 et fut suivie par un plus grand abaissement pendant cinquante-cinq minutes. La température buccale était maintenant 36°6. Un frisson se manifesta : la chaleur externe fut appliquée. La température se releva dans trois heures jusqu'à 39°2, quand on le replaça dans un bain à 19°3. Cinq minutes après l'immersion, la T. R. était 39°8 : trente minutes après, T. R. 38°6 : temp. du bain 20°. La température alors tomba à 36°6 dans l'aisselle en cinquante minutes, puis s'éleva dans les deux heures suivantes jusqu'à 38°8. Il y avait à ce moment de la moiteur de la face. Le malade fut enveloppé d'un drap humide, ce qui eut pour effet de réduire quelque peu la température, mais elle s'éleva d'autant dans l'heure suivante, soit 39°1 quand le drap fut renouvelé, ce qui abaissa la température de 0°5 en quarante-cinq minutes.

Le 17..(Vingt-deuxième jour de la maladie, cinquième du traitement, onzième du séjour à l'hôpital) Neuf heures quinze, matin. La matité avait diminué dans le côté gauche. L'angle acromial et le dessus de l'aisselle étaient sonores. La respiration était naturelle à l'angle acromial et au-dessus de l'aisselle, à gauche, mais cessait complètement à la cinquième côte dans l'aisselle : au-dessous de la cinquième côte, souffle tubaire. A droite, matité à partir de la cinquième côte (région mammaire), et de la sixième (région axillaire). Au-dessus de la matité, respiration normale : au-dessous absence de murmure vésiculaire : pas de râles perceptibles. Le malade avait pris dans les vingt-quatre heures précédentes, 21 onces de brandy, 1 litre et demi de beef-tea et 3 litres et demi de lait, plus 1 grain de quinine par heure. Il était tremblant, agité, s'assoupissant par moments. Mais il se sentait plus à son aise, et la dyspnée le tourmentait moins fort : à onze heures, T. 39°. On le mit dans un bain à 32°8 pendant trente-cinq minutes, et la température du bain tomba à 23°8. Pendant le premier quart d'heure d'immersion, la température rectale varia de 39°5 à 39°6 (la température précédente avait été prise dans la bouche). La température rectale tomba à 38°5, et en une heure elle baissa jusqu'à 37°

(bouche), quand le malade eut un violent frisson. En trente minutes, la température buccale s'éleva à 37°8 : P. 96; R. 24. Le malade était très-faible, et on lui donnait 1 once de brandy chaque demi-heure. Il fut enveloppé de linges humides, changés chaque demi-heure pendant quatre heures et demie. Pendant ce temps, la température buccale oscilla entre 38°1 et 38°6. Pendant trois heures de ce temps, il absorba 6 onces de brandy : la température dans l'heure suivante s'éleva à 38°8, et l'emmaillottement fut renouvelé toutes les vingt minutes. La chaleur du malade était extrême. Un râle trachéal se manifesta, mais il avait sa connaissance lorsqu'on lui parlait. Le brandy fut continué : 1 once chaque demi-heure.

Pendant les douze heures suivantes, de sept heures du soir à huit heures du matin, du 18 (sixième jour), il fut maintenu constamment dans un drap humide ou des serviettes imprégnées d'eau glacée et changées fréquemment. Durant ce temps, la température maximum fut 39°5, minimum 37°8, l'une et l'autre prises dans la bouche. L'emmaillottage fut suspendu pendant trois heures, et aucune élévation de température ne s'en suivit.

Le 18. (Sixième jour de traitement.) Il avait pris dans les dernières vingt-quatre heures 33 onces de brandy, 3 litres et demi de lait, 1 litre de beef-tea, 1 grain de quinine toutes les heures, et 3 doses de 3 gouttes chacune de teinture d'opium. La langue se nettoie : les intestins ont été libres; matité cardiaque comme hier; matité devant, à droite, diminuée et baissant à la sixième côte. Respiration décidément plus libre : malade plus fort (il peut se tourner dans son lit lui-même). Pouls moins dicrote, 108. R. 44. Le sac de glace fut repris à midi, la température s'étant élevée à 38°6. De midi à huit heures du soir la température oscilla entre 38° et 39°1 : ce dernier degré ne fut atteint que 1 fois. A huit heures trente, soir, la température était 38°2. Le malade avait eu deux selles dans la journée. Le pouls était encore à 110 , R. 28. La poitrine examinée, on remarqua que les deux côtés étaient devenus résonnants, moins l'espace d'une largeur de main à la base. Il y avait un frottement pleural au niveau de la matité. Dans l'étendue de la matité, la respiration était faible, sans râles. Au-dessus de la matité, la respiration était naturelle; le cœur était comme auparavant; la respiration était pénible, mais pas de dyspnée; langue sèche; malade en pleine connaissance. Il se sentit réconforté. On ne fit pas d'application froide pendant la nuit, et la température ne s'éleva pas au-dessus de 38°7, même pendant la fin de la nuit elle fut 38•3 ; une fois elle était à 38° B. On continua à donner 2 grains de quinine par heure.

Le jour suivant, 19. (Septième jour du traitement, vingt-quatrième de la maladie, treizième de l'entrée.) La matité cardiaque était tombée au niveau de la première côte : le pouls était encore dicrote, et l'œdème des mains persistait. Il y avait des soubresauts des tendons ; mais le malade était calme et recueilli. Il avait pris dans les dernières vingt-quatre heures, 32 onces de brandy et de la nourriture comme avant. Il avait bien dormi la nuit passée, et avait transpiré par la face et le corps. A onze heures, matin, il suait profusément : T. 38°8. La transpiration cessa et la température s'éleva jusqu'à midi trois quarts ; T. 39°3. Il fut alors placé trois heures de suite dans un sac de glace, jusqu'à réduction de la température à 38°2. Le sac enlevé, la température s'éleva en trois heures à 39°3, quand le malade fut mis dans un bain à 36°1 pendant trente minutes ; pendant qu'on refroidissait le bain à 30°. Dans le bain, les vingt premières minutes, la température s'éleva à 39°6 : puis devint 39. Le malade alors frissonna, sentit une grande oppression thoracique, la courte haleine ; on le retira. Le thermomètre baissa pendant cinq minutes après la sortie du bain, puis au bout de trois heures, il marquait 39°5. A la percussion, les deux bases des poumons furent maintenant trouvées résonnantes : la respiration plus libre. Mais il y avait un frottement accentué aux deux bases. Les mains étaient très-enflées. La respiration était très-laborieuse. Le malade se plaignait de douleurs derrière le sternum ; il toussait beaucoup. P. 102. R. 28. Le paquet de glace fut repris et appliqué pendant neuf heures, étant changé toutes les demi-heures.

Sous cette influence, la température tomba sans oscillations marquées de 39°5 à 38°1 quand le sac de glace fut enlevé pour une heure, durant laquelle la température augmenta ; T. 39°. Le sac de glace fut appliqué de nouveau pendant une demi-heure. A dix heures, matin, T. 38°2.

Le 20. (Huitième jour du traitement, quatorzième de l'entrée, vingt-cinquième de la maladie.) A dix heures, matin, il y avait un œdème considérable des mains et des pieds, et du boursouflement des paupières ; P. 106 ; R. 24 ; pouls dicrote ; respiration profonde, tranquille, régulière. Il y avait eu deux selles faciles ; pas d'albumine dans l'urine. Le patient avait pris 24 onces de brandy dans les dernières douze heures ; la quinine fut maintenant supprimée temporairement, et les applications froides abandonnées pour toujours.

.. Voici la marche ultérieure de la maladie. Le malade resta dans un état d'excessive prostration, et durant trois jours encore il prit de 22 à 24 onces de brandy dans vingt-quatre heures, ce qui fut réduit les jours suivants à 19 et 18 onces. Il continua à prendre la dernière quantité quotidiennement jusqu'au 11 juillet, quand elle fut réduite à 16 onces, et le 25 juillet à 10 onces.

La température le 20 juin oscilla entre 38°6 et 39°4 quand le sac fut supprimé. La moyenne des températures fut 39°1. La nuit suivante elle varia entre 38°4 et 39°4, étant généralement à 38°7 ou au-dessous.

Le 21 (neuvième jour du traitement), le malade commença à transpirer abondamment et se plaignit de douleurs dans le genou droit, et se sentit très-mal et très-faible. L'œdème de la face et des mains persista. La température varia de 38°8 à 39°7, restant ordinairement à 38°9. La toux était pénible, avec des crachats bronchiques, purulents.

La poitrine était sonore, sauf tout à fait à la base des poumons où il y avait un peu de matité. On y entendait du frottement et des râles humides. P. 112. R. Trait. 1 grain de quinine.

Le 22. Pendant les dernières vingt-quatre heures, la température varia de 39° à 39°7. Le malade transpirait librement. Les deux genoux et la main droite devinrent douloureux, et le malade se plaignit d'être faible. Les crachats, à ce moment, étaient clairs et aérés; l'œdème persista dans les mains et les pieds et légèrement dans les paupières. L'amélioration augmenta le jour suivant, la température s'élevant seulement une fois à 39°4, et tombant graduellement jusqu'à ce que le matin du 24 elle atteignit 38°1.

Le 24 (douzième jour du traitement, vingt-neuvième de la maladie), le malade se sentit beaucoup mieux. Il avait continué à transpirer, mais n'avait plus de douleurs dans les membres. La matité cardiaque était tombée au bord supérieur du troisième cartilage. Il y avait un frottement intense dans la région cardiaque. L'œdème des paupières et des mains avait diminué. Le malade avait pris régulièrement de la quinine. La langue était presque complétement nettoyée : il mangea une sole bouillie à son dîner. Le pouls était à 108 et dicrote.

La pyrexie diminua maintenant graduellement, mais la température ne devint normale que le matin du 8 juillet (vingt-sixième jour après l'hyperthermie, quarante-troisième de la maladie). Jusqu'au 26 juillet (soixante et unième jour de la maladie), des exacerbations de température variant de 37°2 à 38°8 furent observées. Pourtant le malade se leva et marcha le 19 juillet.

L'état du cœur s'améliora graduellement. La pointe devint perceptible dans le quatrième espace, en dehors du mamelon, puis tomba dans le cinquième espace, en dehors du mamelon, et, le 28 juillet, quand le malade fut désigné pour Eatsbourne, elle était dans le cinquième espace, verticalement au-dessous du mamelon. Le frottement disparut le 13 juillet, et aucun murmure cardiaque ne subsista. Le bord supérieur de la matité du cœur ne revint à son niveau naturel que le 13 juillet.

Les poumons devinrent parfaitement résonnants dans toute leur étendue, mais jusqu'au 5 juillet il subsista des frottements à la base droite.

L'œdème des pieds et des mains avait disparu le 26 juin (trente et unième jour de la maladie). De légères douleurs rhumatismales continuèrent dans les jointures jusqu'au 10 juillet.

Le malade prit 1 grain de quinine toutes les quatre heures jusqu'au 10 juillet ; puis toutes les six heures. Il commença à prendre de l'huile de foie de morue vers le 1er juillet.

Le 16. Pour la première fois, il put se tenir debout. Son poids était de 65 kilos.

Le 24. Il pesait 67 kil. 5, quoiqu'il eût eu un peu de fièvre dans l'intervalle. Il avait augmenté de 2 kilos et demi.

Les trois observations précédentes sont du Dr Wilson Fox, professeur de clinique médicale à l'Université de Londres. Ce sont les premières en date sur un pareil sujet, et, à ce titre, le docteur anglais doit passer comme le divulgateur d'une méthode nouvelle. Il avoue, dans sa modestie, qu'il n'en est pas l'inventeur, qu'il a puisé cette idée dans les écrits du Dr Weber ; mais somme toute il a obtenu des résultats fort satisfaisants qui ont reçu une confirmation dans des circonstances ultérieures et dans des pays différents. D'ailleurs, pour le dire en passant, l'eau froide a été mise en usage par beaucoup de médecins dans le traitement du rhumatisme articulaire aigu, et nous avons nous-même pu en constater les bons effets dans le service de M. Gubler à Beaujon. Nous souhaitons que l'emploi des compresses imbibées d'eau fraîche se répande d'avantage, car, en partageant l'opinion de M. Gubler, nous ne pouvons que plaindre les pauvres rhumatisants, accablés par la douleur et la fièvre, d'être enveloppés, suivant la pratique commune, d'appareils ouatés qui augmentent leurs tortures et qui certainement n'abrégent en rien la durée de leur maladie. Le raisonnement sur lequel on s'est basé pour en arriver à ce mode de traitement paraît tout naturel. On a dit : le rhumatisme est une maladie qui se déclare sous l'influence du froid, donc il faut la combattre par la chaleur. Mais, depuis les progrès de l'étude clinique, depuis que l'on a constaté que les maladies ont une évolution à peu près fixe, on doit se placer à un autre point de vue pour faire de la thérapeutique, on doit songer à soulager le malade. La première objection qui se présente est celle-ci. Les applications froides sur les articulations douloureuses ne déterminent-elles pas des déplacements du travail inflammatoire, ne le poussent-elles pas vers les organes internes? Cela peut être ; mais en employant à temps les compresses d'eau fraîche, il n'en résulte rien de fâcheux. La question de temps est en définitive la règle en thérapeutique. Dans le cas particulier du rhumatisme aigu, la réfrigération employée intempestivement peut conduire à des résultats déplorables. Ce n'est pas au début, quand les articulations sont à peine prises qu'il faut y avoir recours. C'est au plus fort du mal, quand les jointures sont rouges, chaudes, tendues, douloureuses, c'est dans le moment de la plus grande effervescence. Les observations du Dr Wilson Fox démontrent que lorsqu'il y a des complications viscérales, c'est au moment où la température est le plus élevée qu'on doit avoir recours aux immersions totales du corps.

La première observation publié en juillet 1870 dans *the Lancet* nous met sous les yeux une femme de 30 ans dont la maladie ne peut être mise en doute après les nombreux détails qui en sont donnés. La malade présente dès le début des phénomènes d'endocardite et plus tard des accidents nerveux. Le Dr Fox, en face des phénomènes inquiétants que présente la malade, n'hésite pas à la plonger dans un bain. Celui-ci a pour effet d'abaisser la température, et les bains suivants, au nombre de neuf, ont tous le même résultat. L'état des fonctions cérébrales n'est pas noté après chaque bain, le point de vue du docteur anglais n'étant pas de combattre le rhumatisme cérébral, mais seulement la température. Il signale un fait important : c'est la disparition de l'endocardite au moment de la mort.

La deuxième observation vient pleinement à l'appui de notre thèse. Ici l'état du cerveau est noté chaque fois. Le sujet est une femme de 49 ans, chez laquelle rien ne peut faire soupçonner une issue favorable, vu son état maladif datant de douze mois. L'histoire de sa maladie est écrite dans *the Lancet*, août 1871, et nous la reproduisons textuellement. Avant de présenter des accidents cérébraux, la malade est prise de péricardite. Néanmoins on la plonge dans un bain, on lui applique de la glace sur la colonne vertébrale, et certes ce n'a pas été à la légère et sans indication à en juger par ces passages de l'observation : « La patiente fut placée dans un bain à 35°. A ce moment je revins et je la pensai perdue… On me demanda s'il fallait la retirer du bain avant sa mort. » Eh bien, quel a été le résultat? La malade peut parler, elle a repris connaissance, les yeux sont moins hagards, la face n'est plus livide. Plus tard, il n'y a plus d'accidents cérébraux proprement dits. Il y a des contractures, de la dysphagie, du strabisme. On les combat par la chaleur. Mais, chaque fois que le thermomètre monte, on applique la glace sur la colonne vertébrale malgré les complications cardiaques et pulmonaires, et en définitive la malade est sauvée..

La maladie d'Allen Caley (*the lancet*, 1871, 12 août) est aussi du rhumatisme articulaire aigu, et les accidents cérébraux qu'il a présentés dépendent très-vraisemblablement de la maladie. Il n'ont pas atteint le même degré d'intensité que chez la femme précédente, puisque, dans son délire, le malade pouvait répondre sensément à des questions qu'on lui posait. Mais, il a présenté les phénomènes propres au rhumatisme cérébral et à la suite d'un bain, il a recouvré ses sens.

Obs. IV (*The Lancet*, 1872, p. 562). — X…, homme de 35 ans, bien constitué, n'ayant pas fait d'excès de boisson. C'est sa première attaque de rhumatisme. Les inflammations articulaires se manifestent après quatorze jours de malaise, pendant lesquels la température oscille entre 37° et 39°1. Les symptômes du rhumatisme furent bien accentués : l'invasion de plusieurs articulations avec rougeur et fluctuation, la langue, le pouls et la sueur étaient très-nettement caractéristiques.

Au dix-huitième jour de la maladie, une péricardite apparut ; l'inflammation des articulations diminua tout à coup, le délire spécifique précéda des maux de tête, et l'obscurcissement de la vue se manifesta. La température axillaire se maintenait entre 40° et 40°5 depuis dix jours, quoique l'on fît prendre au malade, chaque jour, 12 grains de quinine et de 6 à 10 onces de brandy. Le chloral ue produisit aucun effet sédatif. Des symptômes bronchiques se manifestèrent, et le malade perdit beaucoup de forces, quoiqu'on lui administrât de la nourriture et des stimulants à volonté. Le délire continuant et le thermomètre marquant 40°5, le malade fut mis dans un bain dont on abaissa rapidement la température de 35°5 à 22°. L'effet du bain fut la disparition immédiate du délire, avec réduction de la température à 38° et repos du malade. Mais la température s'étant de nouveau élevée très-rapidement, le malade fut enveloppé d'un drap humide et exposé à la température de 20° pendant une heure. Après cela, la température s'abaissa et resta entre 38°3 et 38°8 pendant deux jours. Le malade put reposer. Les symptômes pulmonaires se calmèrent, et la respiration s'abaissa de 36 à 28. Dans la suite, les serviettes humides furent fréquemment employées, et chaque fois le délire et les soubresauts diminuèrent.

Du dix-huitième au quarantième jour de la maladie, la quinine avait été administrée à doses variant de 12 à 24 grains dans les vingt-quatre heures, et le brandy fut donné dans la proportion de 4 à 10 onces sans qu'il se manifestât d'effet notable bon ou mauvais. Le vingt-troisième jour de la maladie, la température tomba à 38°. Le malade eut toute sa raison pendant douze heures, et il y eut un léger retour des douleurs articulaires, qui ne durèrent néanmoins que peu d'heures. Le malade s'éteignit graduellement avec de légers symptômes de broncho-pneumonie le quarante-deuxième jour de la maladie.

A l'autopsie, on ne trouve rien dans le cerveau ni dans ses membranes.

Cette observation, quoique peu complète, met bien encore en évidence l'effet des bains froids et des applications fraîches sur le rhumatisme cérébral. Le début du délire n'est pas signalé, mais il est clair que ce n'est pas aussitôt son apparition que l'on a employé les bains. Ce passage : la température axillaire se maintenait entre 40° et 40°,5 depuis dix jours, quoique l'on fît prendre au malade chaque jour, 12 grains de quinine, » puis « le chloral ne produisit aucun effet sédatif », ces passages, disons-nous, permettent de supposer que des efforts avaient été tentés en vue d'apaiser les désordres cérébraux. Mais il faut en arriver au bain pour voir un changement notable dans la maladie. Les serviettes humides ont aussi un effet immédiat sur le délire et les troubles d'innervation.

Obs. V. (*The medical Times*, 15 mars 1873). — G. B..., âgé de 26 ans, à Midlessex Hôpital, le 4 juin 1872. Il avait vécu dans de bonnes conditions et avait joui d'une bonne santé jusqu'à sa présente attaque de rhumatisme. qui le prit le 28 mai. C'était un homme maigre, nerveux, lymphatique ; à son entrée il avait de fortes douleurs articulaires ; pas d'augmentation de la matité précordiale, pointe du cœur élevée, premier bruit faible et court. Le soir de son admission, le pouls était plein et bondissant, T. 40°. De ce jour au 7 juin, les transpirations furent abondantes : la température varia entre 38°3 et 39°4. Il ressentait des douleurs aiguës dans la région gauche infra-mammaire ; les bruits du cœur étaient voilés, mais par ailleurs on ne découvrait ni souffle, ni frottement, ni extension de la matité.

Le 7 juin, il dormit toute la nuit, mais il parla dans son sommeil.

Le 8, on ordonna cinq grains de savon composé toutes les six heures, et de la teinture de perchlorure de fer toutes les quatre heures.

Du 8 au 14, la température n'excéda pas 39°6, quoiq.'elle fût toujours au-dessus de 37°7. Le pouls oscilla entre 102 et 84. Les douleurs articulaires apparurent et le 14 elles étaient limitées au poignet gauche et à la main. La transpiration continua et il y eut une toux considérable avec expectoration. Une éruption miliaire se montra le 12.

Le 14, à 10 heures matin, T. 39°3, Pouls, 96. Le malade est faible et sourd. A 3 heures soir, T. 39°7 ; à 9 heures soir, T. 40°2.

Le 15, à 3 heures matin, T. 40° ; à 9 heures matin, T. 40°5, P. 112, R. 52. Le malade est excessivement agité ; il dort mal et tombe en prostration. L'éruption miliaire est maintenant à son plus haut degré d'intensité, et la transpiration continue. La pointe du cœur est bondissante, les bruits sont voilés, résonnance normale à la région précordiale. Le poumon droit est mat, on entend de ce côté du souffle, de l'égophonie. A 11 heures 45 matin, T. 40°5 ; à midi, T. 40°7 ; à 1 heure 30. T. 41°1 ; la face est moite, mais le tronc et les membres sont secs et très-chauds. A 2 heures soir, T. 41°2, P. 120. A 2 heures 5, le malade est mis dans un bain après avoir pris une once de brandy. Il supporte le bain parfaitement bien et semble y prendre plaisir. Durée du bain, trente-trois minutes, température de l'eau à l'entrée, 32°2, à la sortie, 31°5. T. R. 41°2 à l'entrée dans le bain ; T. R. 38°7 à la sortie, donc en 33 minutes le thermomètre descendit de 2°5.

Le résultat du bain fut une sédation générale. La surdité disparut pour toujours, quoiqu'on fît prendre au malade six grains de quinine toutes les six heures. Peu de temps après le bain, il se mit à transpirer et les sueurs furent très-abondantes.

Depuis lors il s'est amélioré très-considérablement. Il n'y eut d'inquiétant qu'une pneumonie à gauche et la péricardite qui s'accentua au point de déterminer à un certain moment une dépression et une irrégularité très-grandes du pouls.

Nous avons sous les yeux, dans l'observation V, un jeune homme atteint de troubles cérébraux qui se manifestent d'abord par de la surdité, puis qui s'accentuent assez pour provoquer une agitation extrême suivie de prostration. Le perchlorure de fer, administré dès le début, n'a produit aucun bon résultat. Quant à lui attribuer la production des accidents nerveux, nous ne l'oserions pas avant qu'il soit démontré qu'il peut les faire naître. Le malade est atteint de pleuro-pneumonie à droite et il a des sueurs profuses qui durent jusqu'au moment où les accidents cérébraux arrivent à leur minimum d'intensité. C'est alors qu'il est plongé dans un bain à 32°, et l'effet de ce bain est considérable en même temps que très-rapide. En 33 minutes, le thermomètre baisse de 2,5. Ce bain seul a suffi pour tout ramener dans l'ordre. La surdité a disparu, malgré l'emploi continué de sulfate de quinine, la prostration s'est dissipée, les sueurs se sont rétablies et les troubles nerveux ne se sont plus montrés. Le malade à été guéri, mais il a contracté une pneumonie gauche, la péricardite s'est accentuée. C'est la première fois que nous voyons pareille chose arriver et nous en tiendrons compte dans la discussion.

Obs. VI. — (*The medical Times*, 15 mars 1873.) — E. D..., âgée de 32 ans, non mariée, fut admise le 15 juin 1872 à Midlessex Hôpital. Elle n'a rien de particulier dans ses antécédents de famille. Ses propres antécédents sont bons : elle n'a eu qu'un rhume durant un hiver. Elle a commencé à souffrir quinze jours avant son entrée à l'hôpital, et la fièvre s'est déclarée depuis huit jours. C'est une femme grande, molle, à l'aspect endormi, hébété. Les douleurs articulaires sont modérées. Dans la poitrine il y a des râles sonores, rien d'anormal au cœur. On lui ordonne vingt gouttes de teinture de perchlolure de fer toutes les quatre heures et cinq grains de savon composé chaque nuit.

17 juin. Douleurs fugaces et mobiles, transpiration profuse, bruits du cœur voilés, mais pas de bruits anormaux.

20. A 3 heures matin, T. 39°1 ; à 9 heures, T. 39°6. Douleurs diminuées, sommeil tranquille, transpiration affaiblie, quoique la peau soit sensiblement moite. Rien de nouveau au cœur. A 3 heures soir, T. 40°1 ; à 10 heures soir, 40°2, P. 96. Il y a eu de nombreuses selles provoquées par un purgatif énergique donné par inadvertance. La malade est dans une grande prostration. Elle est très-loquace, quoique d'habitude elle soit tranquille et même taciturne ; néanmoins elle parle sans incohérence. La peau du tronc est sèche, mais il y a une légère moiteur du front. Les douleurs sont limitées au genou droit. On lui ordonne 3 onces de brandy. A minuit, T. 40°6, attitude étrange, sans perte de connaissance toutefois. On pratique une injection hypodermique avec un quart de grain d'acétate de morphine. Elle tomba alors dans un délire loquace et arriva vite au sommeil.

Le 21. A 1 heure, matin, T. 40°4 ; à 2 heures, 40°6. A ce moment elle s'éveilla, devint très-agitée, mais s'endormit de temps en temps, à 2 heures 45, matin, T. 40°9. A 3 heures 5, 41°1 (Bouche). La malade se leva, elle était hébétée, somnolente ; elle avait la figure sombre, la peau sèche. A 3 heures elle fut mise dans un bain à 32°.

Nouët.								3

Durée du bain 20 minutes, température du bain à la fin, 27°.
T. B. 41°1 au début, 38°8 à la fin.

La malade se trouva bien dans le bain, mais à la longue elle se
plaignit du froid et toussa légèrement. Peu de temps après sa sortie du bain, elle se déclara décidément mieux. Il y avait néanmoins des râles sonores très-forts des deux côtés de la poitrine en
avant. A 3 heures 40, matin, on lui ordonna cinq grains de quinine
et dix gouttes de teinture de digitale toutes les six heures. A 8 heures, matin, la température s'éleva à 39°8 dans l'aisselle. A 8 heures
15, à 40°1 (Bouche). La peau était sèche, on passa une éponge
froide sur le corps de la malade. A 8 heures 30, matin, T. 39°5
(Bouche). A 11 heures, T. 40°1 dans l'aisselle. L'épongement froid
fut à ce moment renouvelé et procura plus de soulagement à la malade. A 11 heures 20, matin, T. 37°8. A 3 heures soir, T. 40°. Un
quart de grain d'acétate de morphine fut encore injecté en une
seule fois et la ration quotidienne de brandy fut portée à 5 onces.
A 4 heures, soir, T. 40°3 ; à 5 heures, soir, T. 40°4. Pas de sommeil depuis l'injection. 15 grains d'hydrate de chloral furent administrés en une seule fois et 5 onces de vin furent données chaque
jour, en plus du brandy. A 7 heures soir, T. 40°5 ; épongement
froid renouvelé. A 8 heures soir, T. 40°3 ; à minuit, 39°7.

Le 22, à 10 heures du matin, T. 39°3. La malade dort environ
deux heures. Douleurs dans les jointures plus intenses et plus éten-
dues.

A partir de ce moment, la température s'abaissa, et, quoique la
malade continuât à être agitée pendant quelques jours et qu'elle fût
incommodée par une toux déchirante, résultat de la pneumonie et
de la bronchite, elle arriva à une convalescence heureuse.

D'après cette observation, on voit que l'effet des bains
froids est parfois très-rapide et très-prononcé, puisque,
dans l'espace de 20 minutes, la température baisse de
trois degrés, que la malade retrouve le calme et le sentiment des objets qui l'entourent, que le froid l'impres-
sionne en particulier. Mais ces bons effets ont été moins
prolongés que dans les cas précédents, puisque le 22 juin,
c'est-à-dire une semaine après, l'agitation est encore
signalée. Dans cet intervalle, on a eu recours aux com-

presses d'eau fraîche qui chez cette malade, comme chez presque tous les autres, ont eu une action bien inférieure à celle des bains. Ceci noté, on peut se demander si l'agitation a été le fait de la maladie ou celui des médicaments employés, car alors rien ne peut nous surprendre dans sa persistance. La coïncidence du délire apparaissant presqu'aussitôt après l'injection hypodermique d'acétate de morphine peut jusqu'à un certain point justifier cette supposition. En effet, nous savons que la morphine peut déterminer une excitation passagère des centre nerveux; mais cette excitation ne se produit pas toujours, et, lorsqu'elle se montre, on remarque que c'est chez les personnes douées d'un tempérament irritable et nerveux. Le sulfate de quinine donné à ces personnes nerveuses peut aussi les impressionner plus vivement. Nous pourrions ici nous trouver dans de telles conditions.

DEUXIÈME PARTIE

Observations françaises.

La première observation de rhumatisme cérébral traité en France par les bains froids est de M. Maurice Raynaud. Elle a été publiée dans le journal de Thérapeuthique, 25 novembre 1874. Nous ne reproduirons ici qu'un résumé de cette observation.

Observation VII. — M..., âgé de 32 ans, homme vigoureux, n'a pas d'habitudes alcooliques. Il est exempt de syphilis, point de maladies antérieures ni d'antécédents héréditaires. Rien au cœur.

Le 19 juillet 1874, à la suite d'un refroidissement, il est pris de douleurs, et, à partir de ce jour jusqu'au 29, on peut suivre le développement du rhumatisme articulaire aigu. Traitement : sulfate de quinine. 0 gr. 75 c., pil. op. de 0 gr. 05, bouillons, potages.

Le 29, les douleurs disparaissent, la fièvre persiste, le malade est très-agité et commence à se plaindre du mal de tête.

Le 1ᵉʳ août, il est dans un état des plus inquiétants. Le coma est absolu, les membres en résolution complète, retombent quand on les soulève, comme des masses inertes ; la peau est couverte d'une sueur visqueuse, Les yeux sont presque fermés, les pupilles étroites et immobiles, les conjonctives complètement insensibles. Les excitations portées sur toute la surface du tégument ne parviennent pas à arracher au malade le moindre signe de sentiment, ni le moindre mouvement réflexe. P. 120, T. A. 40°5.

On pratique une saignée de 1,200 grammes à la suite de laquelle on remarque chez le malade quelques mouvements automatiques, mais la température se maintient à 40°5.

Le malade est alors plongé dans un bain à 16° pendant une demi-heure, de 11 heures 20 à 11 heures 50, matin. Il paraît se trouver bien dans l'eau. La température tombe à 37°8, P. 76. La connaissance semble renaître.

A 3 heures 40, soir, la température remonte à 38°7. Nouveau bain, après lequel elle redescend à 36°4.

A 8 heures 30, soir, la température remonte à 38°. Nouveau bain après lequel elle redescend à 37°1.

A 11 heures, soir, l'amélioration s'accentue. Signes évidents de retour à la connaissance. La nuit se passe dans un sommeil calme.

Le 2 août, le même traitement est continué. Trois bains sont donnés dans la journée. Le premier à 6 heures, matin, le deuxième, à 10 heures 45, le troisième à 9 heures, soir. L'amélioration obtenue devient évidente durant cette seconde journée de traitement par les bains froids. Le soir le malade reconnaît ses amis. Il demande à boire et prend volontiers des bouillons qu'on lui offre. Il a dormi paisiblement pendant l'intervalle de ses bains.

Le 3, le progrès est encore plus marqué. On administre un bain à 7 heures 20 du matin, qui abaisse la température de 38°4 à 36°1. A 6 heures 10, soir, T. 38°, nouveau bain, T. 36°3.

Vers 3 heures, soir, survient une expectoration abondante de crachats muqueux très-aérés. Cette expectoration cesse à 5 heures Phénomènes stéthoscopiques nuls.

Le 4, l'intelligence est complète. Dernier bain à 6 heures du matin. Température avant le bain, 37°9. Après le bain, T. 36°9.

A partir de ce moment, la température ne dépasse plus 37°3 même le soir. La convalescence se déclare franchement.

Les accidents cérébraux se sont déclarés ici avec toute leur violence, malgré l'emploi des révulsifs (vésicatoire à la nuque et sangsues aux chevilles, le 31 juillet), malgré une potion contenant 10 grammes de bromure de potassium administrée le 1er août. En dernier ressort, on tente une saignée énorme, puisqu'elle est de plus d'un litre. Le résultat de la saignée est encore très-peu marqué. Mais arrivons aux bains froids. Dès le premier, qui dure 30 minutes seulement, la connaissance semble renaître. Chaque bain donné à la suite fait faire au malade un progrès vers la guérison. Dès le troisième bain, il est en pleine possession de lui-même. Après le cinquième, son état est tellement satisfaisant qu'on laisse de côté cette médication.

Dans la Gazette hebdomadaire de médecine et de chirurgie, 12 fevrier 1875, on trouve cette autre observation, due à M. Blachez et dont nous résumons les principaux détails.

Obs. VIII. — Mme X..., 30 ans, a eu un rhumatisme aigu à l'âge de 9 ans et conserve des traces d'endocardite valvulaire. Santé habituellement bonne, troublée seulement par quelques migraines. Elle vit dans de bonnes conditions hygiéniques.

Le rhumatisme se déclare chez elle le 16 janvier 1875.

Du 16 au 20. On voit apparaître du délire, d'abord la nuit, puis dans la journée. Les douleurs articulaires ont diminué.

Le 20, à 5 h. m., P. 132, T. 40°5. Quoique du bromure de potassium ait été administré à doses de 2 et 4 gr. les jours précédents, le délire continue ; crise, agitation, incohérence absolue ; yeux fixes, pupilles immobiles, soubresauts des tendons, dysphagie (12 sangsues aux oreilles, affusions froides sur la tête, calomel 1 gr.).

Le soir, aggravation. T. A. 41°6, P. 156, malgré un large vésicatoire appliqué sur la nuque. Bain à 23° à 10 h., s. Pouls inégal,
irrégulier, à 156 pulsations par minute. T. A. 41°6. Au moment
de l'immersion, une violente horripilation se manifesta. Puis, en
quelques minutes les soubresauts des tendons s'arrêtèrent. On refroidit le bain de 3°. En trois quarts d'heure, P. 124; en une
heure et demie P. 112. T. A. 38°2· On retire la malade du bain à
11 h. 3/4, s. Remise au lit, elle paraît plus calme, mais la connaissance ne revient pas.

Le 21. A 4 h., m., deuxième bain à 16°,5, durée une heure. Au
bout de ce temps P. 104. T. 37°,2, mais la connaissance ne reparaît pas; troisième bain à 11 h., m., à la température de 17°. Le
délire paraît un peu diminuer; quelques traces de connaissance
apparaissent. A 1 h., s., T. 37°,8. P. 112. A 2 h. 30, s., quatrième
bain à 16°, mal supporté: accidents tétaniques, lividité de la face
et des mains, pouls très·petit: frictions avec des linges chauds.
1 gramme de bromure du potassium toutes les deux heures. A 8 h.,
s., le délire continue. A 9 h. 45, bain à 23° refroidi à 21°. La température tombe de 38°,3 à 35°,5.

Le 22. Le délire a continué dans la nuit. A 3 h. 5, m., sixième
bain à 25° refroidi à 21°. La température tombe de 38°,7 à 37°,4.
P. 108. A 10 h. 35, septième bain à 23°. La journée est assez
bonne; il y a du calme, et, par moments, il semble que la connaissance tende à revenir. A 7 h., s., huitième bain à 23°, abaissé à 19°;
la malade commence à trembler, à claquer des dents.

Le 23. Nuit meilleure. A 8 h. 40, neuvième bain à 25°, refroidi
à 21°. La malade est toujours dans un état de somnolence coma-
teuse dont rien ne le fait sortir. A 4 h., s., dixième bain, à la suite
duquel elle parle, quoique confusément.

Le 24. A minuit agitation reparaît; la température monte de
38° à 39°,4. A 1 h. 1/2 du matin, onzième bain à la suite duquel
la malade reprend connaissance. La température baisse de 39° à
37°; frisson intense. On rechauffe la malade. La nuit est bonne;
elle boit du bouillon à la tasse. A 8 h. du matin, T. 38°. P. 104;
le sommeil est calme, la respiration égale; réponses aux questions
adressées. A 2 h. de l'après-midi, T. 38°,6. P. 108. La connaissance revient manifestement, et, malgré cette augmentation légère
de la température l'etat général s'améliore rapidement. A 9 h., s.,
douzième bain à 24° refroidi à 20°. La malade se trouve bien dans
le bain; elle s'y endort; frisson, sortie du bain. T. 37°. P. 96.

Le 25. La nuit est calme. A partir de ce moment la température se maintient définitivement au-dessous du point pathologique et le 5 février la malade se lève.

Voici une observation qui vient prêter un puissant appui à notre thèse, et qui serait de nature à enthousiasmer si l'on ne veillait sur soi pour laisser de côté tout parti pris pour ne juger des choses qu'avec la saine raison.

Nous sommes en présence d'une malade dont la température axillaire monte à 41,6. Le pouls est à 156, inégal, irrégulier. Depuis quatre jours, il y a du délire, des symptômes inquiétants se sont manifestés. Le bromure de potassium, les vésicatoires n'ont rien fait. Pouvait-on différer plus longtemps l'emploi des bains? Pour nous c'était la dernière ressource, on était parfaitement autorisé à la tenter, et, pour confirmer ce que nous avançons, nous ferons remarquer que cette fois l'effet des bains à été loin d'égaler celui qui s'est produit dans tous les cas précédents; mais enfin le succès a été complet et il n'en est que plus remarquable. Après le premier bain on obtient un abaissement de température de 3° et le pouls tombe à 112. Mais les phénomènes cérébraux continuent, et, dans l'intervalle des bains, la température a repris invariablement sa marche ascensionnelle, malgré la durée prolongée de chaque immersion. La durée moyenne des bains a été une heure. Il faut arriver au dixième bain pour voir enfin la maladie prendre une tournure favorable. A ce moment seulement la malade peut parler et à la suite tout va pour le mieux.

Ce serait ici le lieu de se demander pourquoi les bains ont agi si lentement. Mais la réponse à cette question est au-dessus de nos forces, et nous ne pouvons que faire remarquer les deux points qui nous ont frappé. En effet la malade ayant eu déjà une attaque de rhuma-

tisme dans sa jeunesse, il a pu se faire que cette seconde
attaque ait été plus violente tout simplement parce
qu'elle avait été précédée d'une autre. Il n'est pas rare
de voir dans les maladies des récidives plus graves que
l'atteinte primitive. D'autre part le sulfate de quinine a
été supprimé de bonne heure. Or l'action de ce médicament est assez universellement reconnue comme très-
puissante dans le rhumatisme aigu, pour qu'on suppose
que la maladie s'aggrave lorsqu'il n'est pas administré.

Obs. IX. — F. A..., 34 ans, tombe malade le 14 février 1875 et
deux jours après les articulations des membres inférieurs, y compris les hanches sont prises de fluxions rhumatismales : état général peu alarmant, rien au cœur (sulf. de quinine 0,75 ; teinture de
colchiq. 24 gouttes).

Le 19. Apparition du délire, dyspnée notable (purgatif salin, vésicatoire sur le cœur contre la dyspnée).

Le 20, m. Moins de délire ; disparition des douleurs ; persistance
de la dyspnée et de la fièvre. Insomnie complète depuis deux nuits.
Dans la journée le délire reparaît avec agitation et s'installe définitivement ; éruption miliaire, sueurs profuses (sinapismes sur les
articulations qui produisent les eschares du derme sans rétablir la
fluxion articulaire). A 4 h., s., céphalalgie intense, agitation, délire, crise. Angoisse épigastrique, dyspnée, tremblement fibrillaire
des muscles de la langue ; face vultueuse ; rien au cœur (8 sangsues aux apophyses mastoïdes, 0,15 calomel en 30 poignets, 1 paquet d'heure en heure. Bromure de potassium 6 gr.

Le 21. A eu deux garde-robes, agitation moindre. P. 120.
T. 39°,9 ; dyspnée continue (bromure de potassium suspendu).
Le soir T. 40°. P. 106 ; divagation, abattement (calomel toutes les
deux heures).

Le 22. Plusieurs selles involontaires, subdélire tranquille,
angoisse épigastrique. P. 106. T. 40°,3. Le soir. P. 120. T. 40°,3.
Pas de garde-robes, agitation et délire très-violents (reprendre le
bromure de potassium, infusion de digitale, 0,25 pour 300).

Le 23 et 24. Un peu plus de calme.

Le 25. P. 120, misérable. T. 40°,8. Prostration considérable ;
stupeur typhique, subdélire continu, langue sèche et brune. Urines

involontaires, pas de garde-robes depuis deux jours, ventre aplati en bateau, indolent. Peau moite, miliaire, confluente, insomnie depuis le début des accidents cérébraux, vésicatoire sur le cuir chevelu. Potion au quinquina avec éther et acétate d'ammoniaque.

. A 6 h., soir, le malade est dans une grande agitation. P. 116, fort; il y a des soubresauts des tendons. Ataxie marquée. T. 40°,1. Bain froid à 22° dont la température s'élève à 23° est administré à 8 h. 45 et le malade y est placé pendant vingt minutes. Cinq minutes avant l'enlèvement du bain, apparition d'un frisson qui continue au lit jusqu'à dix heures un quart. A minuit le délire qui s'était calmé reparut et va augmentant ainsi que l'agitation jusqu'à cinq heures du matin.

Le 26. A 5 h., m., deuxième bain à 23°, durée vingt minutes. La température du bain monte à 24°. Le délire qui avait cessé pendant le premier bain persiste pendant celui-ci. Frisson au bout de vingt minutes. On retire le malade qui est plus calme et reste dans cet état, sans sommeil jusqu'à neuf heures du matin; il commence à repondre aux questions qu'on lui adresse. A 2 h. 30 m., après midi, T. 39°, troisième bain à 21° de vingt-trois minutes de durée. Le malade est retiré du bain dans un état de raideur considérable; subdélire continu, prostration et stupeur. A 9 h. 30, s., T. 39°, agitation des tendons et subdélire continu; quatrième bain de 24° refroidi à 23°; durée demi-heure. Frisson au bout de quinze minutes; T. 36° à la sortie. Le frisson dure près d'une heuré et cesse quand le thermomètre est à 37°2. A ce moment le malade est calme, répond aux questions, s'inquiète de ce qui se passe autour de lui. Vers minuit, les soubresauts des tendons reparaissent : insomnie, subdélire persistant.

Le 27. A 8 h. 30 m. T. 39°,5. P. 114, cinquième bain à 24°; durée vingt minutes. A la sortie du bain, température de l'eau 25°. Ce bain est très-bien supporté. T. 36°,1 au sortir. Frisson qui dure une heure et demie quoique moins violent ; moins de raideur dans les membres. Vers 10 heures, le délire et l'agitation reparaissent.

A 4 h. 1/2, s., T. 39°; sixième bain de 22° élevé à 23° en dix minutes ; léger frisson. T. 36° au sortir du bain.

A 6 h. le délire disparaît; moins de soubresauts des tendons. De minuit à une heure le malade a dormi. A 3 h., la température atteint de nouveau 39° ; agitation, subdélire, trépidation très-forte des muscles, contractures des doigts et des membres.

Le 28. A 3 h. 30 m., septième bain de 24°. A 8 h. 1/2 le délire apparaît avec systématisation, le malade a toutes les allures d'un aliéné. A 11 h. T. 39°,6, huitième bain à 21° refroidi à 20°. Frisson violent au bout de vingt minutes (durée du bain trente minutes). Raideur tétanique à la sortie ; soubresauts convulsifs de tout le corps ; pâleur, yeux caves, cernés (potion de Todd, 2 gr. de bromure de potassium). L'agitation et le délire persistent.

Cependant vers 3 h., s., le malade semble avoir connaissance de son état (bromure de potassium 2 gr. toutes les deux heures). Sueurs considérables, urines involontaires, agitation extrême. Pourtant le thermomètre ne monte que très-lentement, mais comme le malade est très-agité on donne un neuvième bain à minuit. Température du bain 22° ; T. A. 39°,5. Le bain est assez bien supporté et suivi d'un calme relatif qui dure comme le frisson une heure et demie ; puis la divagation et l'agitation reparaissent avec les sueurs à mesure que le thermomètre monte (bromure de potassium 2 gr. 50 en deux fois dans du bouillon).

1er mars. A 9 h. 20 m., dixième bain à 22°. T. 40°. Frisson violent au sortir du bain. T. 35°,9 (Bordeaux 100 gr., bromure 1 gr.). Le calme se rétablit sauf un peu de bavardage et de tremblement convulsif généralisé. La journée se passe bien. A 4 h., la température approche de 39°, un peu de délire apparaît (bromure 1 gr. 50). A 5 h. T. 39°. P. 112 ; onzième bain à 22°, frisson. Vers 6 h., le frisson cesse, le malade s'endort et la nuit est assez bonne.

Le 2. Sueurs (quelques cuillerées de potion de Todd, bromure 2 gr.). A 7 h. 1/2, bien que le délire se révèle à peine, on donne un douzième bain à 23°. Frisson intense au bout de dix minutes, un peu de toux (1 gr. 50, bromure). Le frisson disparu, calme ; le délire ne reparaît pas. Etat de somnolence avec aspect typhique prononcé ; stupeur et immobilité des traits. Grand amaigrissement, tristesse. A 6 h., s., treizième bain à 23°. T. 38°,7 suivi de frisson peu intense ; sommeil jusqu'à minuit. A ce moment, agitation, rêvasseries. T. 38°,5. On donne le quatorzième bain à 23° ; frisson intense, un peu de toux sans phénomènes stéthoscopiques. Le sommeil reparaît à 2 h. 1/2, dure jusqu'à 7 h. Dans la matinée, il y a un peu d'agitation, de bavardage, mais pas de délire.

Le 3. A 10 h., m., raideur et sueurs, la température monte lentement ; A 3 h., elle dépasse 38°,7 ; quinzième bain à 25° ; léger frisson ; dans la journée, somnolence, stupeur sans délire, quelques rêvasseries. A 7 h., s., T. 38°,5 ; seizième bain à 22°. Frisson à la suite ; nuit bonne, sommeil calme.

Le 4. 8 h., m. P. 96. T. 38°, somnolence et stupeur, un peu de toux. Dans la soirée, la température s'élève à 38°,9, on constate du souffle bronchique avec quelques râles muqueux fins à la racine des bronches du côté droit (10 ventouses sèches, cesser les bains.)

Le 12 mars. Guérison.

Nous n'avons pas reproduit en entier cette observation que nous empruntons à l'*Union médicale* du 16 Mars 1875. Ce que nous en rapportons nous permet de faire les remarques suivantes. La durée du délire a été fort longue dans cette maladie et il a revêtu des formes diverses. Les premiers bains n'ont amené qu'une amélioration très-minime ; le délire a continué parfois dans le bain même et pendant le frisson, en tout cas il a reparu avec les sueurs, dès que la température montait à 38° ; mais il a été moins violent. En quelques minutes le thermomètre baisse de 1° ou 2°, tandis qu'il met 7 ou 8 heures à remonter jusqu'au point où le bain devient nécessaire. Bientôt l'intervalle des bains augmentent, on peut laisser 12 ou 15 heures entre chacun d'eux. Ce progrès est confirmé par le retour du sommeil et la disparition définitive du délire. Le traitement par les bains froids n'a été tenté qu'en dernier ressort, après que le traitement par les purgatifs, vésicatoires, sangsues, calomel à doses fractionnées, bromure de potassium, digitale, a été bien convaincu d'inefficacité.

Il nous paraît bon de rappeler ici la cause de cette attaque de rhumatisme aigu. M. Féréol croit pouvoir l'attribuer au surmenage. On peut dès lors se rendre compte de la marche particulière de la maladie et du nombre prodigieux des bains qu'il a fallu donner au patient avant de prendre confiance dans une issus favorable.

TROISIÈME PARTIE

Conclusions.

Sur neuf observations de rhumatisme articulaire aigu compliqué d'accidents cérébraux et traité par les bains froids, nous avons deux morts et sept guérisons.

En Angleterre, sur cinq malades, il y a deux morts; en France, trois guérisons sur trois malades. On ne saurait donc que se louer du succès obtenu jusqu'ici dans notre pays et désirer qu'il se continue.

Si les Anglais n'ont pas été heureux, peut-on leur faire un crime de leurs pertes et leur reprocher un défaut de soin ou d'attention pour leurs malades? Nous croyons qu'il faut autrement voir les choses et chercher dans la nature même de la maladie la cause de leur insuccès. Dans l'observation n° I, par exemple, nous avons une femme qui présente, peu après les débuts du délire, des troubles fonctionnels du côté du tube digestif et ces troubles persistent jusqu'à la fin avec des caractères particuliers. Evidemment il n'y avait pas là un rhumatisme à marche ordinaire et la terminaison par la mort n'est pas très-surprenante.

D'ailleurs y a-t-il de bien notables différences entre la méthode suivie par les Docteurs Fox, Southey, Thompson pour l'administration des bains et celle qu'ont adoptée MM. Raynaud, Blachez et Féréol? Les Anglais ont employé de préférence des bains dont le degré thermal se rapprochait de la température physiologique du corps (de 31° à 36°) et les ont refroidis d'un grand nombre de degrés par l'addition de glace ou d'eau fraîche à l'eau du bain. En France ou a employé des bains de 16° à 22°; on les a refroidis de 1° à 2°. Il n'y a donc qu'une nuance entre les procédés employés chez nous ou chez les Anglais, car le but a été le même, c'est-à-dire d'administrer des bains à basse température dont le dégré thermal moyen a été 22°.

Avant de décider la question de savoir laquelle des deux manières de procéder l'emporte sur l'autre et à quel moment il faut recourir aux bains froids, voyons si ces bains ont une utilité réelle et si l'on peut la démontrer par les quelques faits que l'on possède touchant leur action. En effet, nous n'avons pu produire aucune observation de l'emploi des bains à l'exclusion de tout moyen thérapeutique et nous avons vu employer des médicaments d'une efficacité non douteuse dans le rhumatisme aigu.

Le sulfate de quinine a été prescrit avant, pendant et après les accidents cérébraux, dans tous les cas que nous avons reproduits, donc on peut se demander si ce n'est pas lui qui aurait agi plutôt que les bains froids. Sans vouloir le nier absolument, nous sommes fort peu disposé à le croire, parce qu'il nous répugne d'admettre qu'un médicamént, quel qu'il soit, puisse faire disparaître des accidents qu'il n'a pu conjurer et surtout quand ce médicament est le sulfate de quinine dont les effets sont si nets dans la fièvre intermittente, dont il prévient les accès pour finir par les enrayer.

Dans deux des cas cités précédemment, des émissions

sanguines ont été pratiquées, et, dans ces cas, nous avons vu des résultats instantanés consistant en une atténuation des désordres cérébraux. Mais nous ne remarquons pas une amélioration tellement accentuée qui nous permette de considérer la saignée comme ayant amené la guérison.

Dans quelques autres observations nous lisons qu'on a fait prendre aux malades du bromure de potassium. L'action de ce médicament comme sédatif nerveux est suffisamment prouvée pour n'être pas mise en doute, mais, dans les cas où il a été donné, elle n'a pas été manifeste, en particulier dans l'observation VIII.

Les autres médicaments administrés, comme le perchlorure de fer, le chloral, n'ont pas davantage fait varier le cours du rhumatisme cérébral d'une manière assez prononcée pour qu'on puisse les considérer comme ayant amené la guérison. Du reste on n'y a eu recours que passagèrement.

En abordant l'examen de l'effet des applications froides et des immersions totales sur les accidents cérébraux du rhumatisme aigu, disons tout de suite que les applications froides paraissent jouer un rôle trop peu considérable pour qu'on puisse les employer uniquement. On a eu recours aux sacs de glace et aux draps mouillés; ces derniers paraissent avoir eu plus d'efficacité. Mais déjà un drap mouillé représente à peu de chose près un bain entier, quand le corps est complètement enveloppé et il jouerait peut-être un plus grand rôle, si on le maintenait toujours continuellement à une même température et au même degré d'humidité.

Ceci n'est qu'une hypothèse. Venons au fait et voyons ce qui se passe chez les malades soumis au traitement par les bains. D'abord, dans toutes les observations l'abaissement de la température fébrile est noté, et quelquefois cet abaissement est considérable (de 1° à 2°,5). Sept fois sur neuf, après le premier bain, il y a diminution du délire, ou, s'il y avait coma, le malade, après le bain, devenait sensible aux excitations extérieures. Plusieurs fois, il y a eu des frissons, des raideurs tétaniques.

Après ce qui vient d'être exposé, s'il est permis de tirer une conclusion malgré le petit nombre d'observaiions parues, voici ce que nous avancerions.

Les bains nous semblent être un moyen efficace de traitement dans le rhumatisme cérébral et nous y aurons recours toutes les fois que nous serons en face d'un malade présentant une température élevée et des symptômes cérébraux s'accentuant rapidement de manière que le malade passe en peu de temps du délire léger au coma profond. Nous appuyons sur cette coïncidence de la haute température avec les accidents cérébraux, parce que l'on a vu des rhumatisants atteindre des chiffres thermiques très-élevés (*Da Costa, London médical record*, 19 *mars* 1875) sans complications cérébrales. D'un autre côté, chez les personnes faibles, impressionnables, il peut y avoir du délire passager avec une légère température fébrile.

Aussi n'userions-nous des bains que quand le malade atteindrait 39,5, que le thermomètre monterait rapidement et quand le délire et les accidents ataxiques s'accentueraient à chaque instant.

Touchant la méthode à employer pour l'administration des bains, nous donnons la préférence à celle qui consiste à donner des bains de 32° à 36° qu'on refroidit jusqu'à 20°. On éviterait probablement ainsi le frisson et les contractures ; en tout cas, la durée du bain serait fixée par le moment de l'apparition de ces accidents. Les complications cardiaques et pulmonaires ne doivent pas arrêter le médecin, quand les accidents cérébraux sont menaçants. Dans le cas contraire, il est bon de suspendre les bains comme l'a fait dans un cas M. Féréol. (*Union médicale*, 16 mars 1875.)

A. PARENT, imprimeur de la Faculté de Médecine, rue Mr-le-Prince